CUANDO LA MEMORIA SE APAGA

Jorge Javier Bergues Mustelier

Dedicatoria

A mi familia, por ser mi refugio en cada tormenta, por el amor incondicional y la fortaleza compartida que me han dado a lo largo de este viaje. Ustedes son el motor que me impulsa a seguir adelante, siempre.

A mis profesores, quienes no solo me enseñaron conocimientos, sino también a cuestionar, a buscar siempre la verdad y a encontrar el valor en el aprendizaje constante. Gracias por guiarme con sabiduría y paciencia en cada paso del camino.

A mis amigos, por estar a mi lado en los momentos de luz y en los de sombra, por cada palabra de aliento, cada risa compartida y cada silencio que también dijo tanto. Ustedes son mi red, mi familia elegida.

Y a mis pacientes, quienes me enseñan a diario el verdadero significado de la lucha, la resiliencia y la esperanza. Este libro es para ustedes, porque en cada una de sus historias encuentro la inspiración para continuar, para aprender, y para hacer todo lo posible por caminar a su lado en el camino hacia una vida mejor.

Este libro es para todos ustedes.

Prólogo: Un Viaje a Través del Olvido

Imagina despertarte un día y no recordar el nombre de las personas que amas. No es un simple olvido, es una niebla densa que envuelve tu mente, borra los momentos importantes y desdibuja tu propia historia. Esta es la realidad de Clara, una mujer atrapada en un cuerpo y una mente que lentamente se desvanecen, mientras el Alzheimer y la diabetes conspiran para robarle lo más preciado: su memoria, su esencia.

Pero esta no es solo la historia de Clara. Es la historia de Leticia, su hija, que enfrenta la devastación de ver a su madre perderse poco a poco. Es un reflejo de tantas familias que luchan en silencio, que ven cómo las conexiones que alguna vez parecían inquebrantables se rompen bajo el peso de enfermedades que no perdonan. Enfrentar el Alzheimer no es solo una batalla contra el olvido, es una batalla por la identidad, por el amor, por la vida misma.

En mis 20 años de experiencia como médico he conocido muchas claras y leticias, es una realidad que se vive cada día, pretendo con esta obra hacer conciencia más allá de una charla sobre una enfermedad que en gran medida se puede prevenir.

A lo largo de estas páginas, exploraremos no solo la pérdida, sino también la resistencia, el legado de amor que trasciende las enfermedades, y la importancia de cuidar de nuestro presente para proteger nuestro futuro. Esta novela es un espejo que nos invita a reflexionar sobre nuestras propias vidas, sobre los recuerdos que damos por sentado y la fragilidad de la mente humana.

Con un lenguaje moderno y una narrativa poderosa, *La Realidad Vacía* no es solo una historia de enfermedad; es una historia de lucha, de valentía y de esperanza. Nos recuerda que, aunque el tiempo borra las memorias, el amor que sembramos permanece, incluso cuando todo lo demás se pierde.

Acompaña a Leticia y Clara en este viaje lleno de emociones intensas, y descubre cómo, a pesar de la oscuridad, siempre hay una chispa de luz que brilla en lo más profundo de la mente y del corazón.

Esta es una historia que toca lo más profundo de nuestra humanidad. ¿Estás listo para conocerla?

Capítulo 1: El Olvido que Acecha

Doña Clara estaba sentada en su sillón favorito, el que había acompañado cada etapa de su vida. La tapicería, aunque algo desgastada, conservaba el color cálido de los días en que sus hijos jugaban a su alrededor. Desde allí había observado cómo crecían, cómo sus risas llenaban la casa, cómo las discusiones se tornaban cada vez más agudas conforme se adentraban en la adolescencia. Aquel sillón era un testigo silencioso de su historia, un refugio donde Clara solía recostarse después de largas jornadas de trabajo y donde, en los últimos años, había pasado cada vez más tiempo.

El sol se colaba por la ventana de la sala, iluminando los objetos que alguna vez habían significado algo. Había fotografías en las paredes, pero a Clara le costaba identificar cada rostro. Sabía que esas personas, esas sonrisas, esos ojos, pertenecían a alguien importante en su vida, pero ya no podía ubicar los nombres ni las historias que solían acompañarlas. Miraba las fotos como quien mira un paisaje a través de una ventana empañada; los detalles se le escapaban entre los dedos de su mente.

Había una sensación extraña, una sombra que se cernía sobre ella, pero no podía explicarlo. Era como si algo se escondiera en los recovecos de su mente, algo que le robaba la claridad. Hoy, más que otros días, esa niebla mental se hacía más densa. Se removió en el sillón con un ligero suspiro, sus manos apoyadas sobre las rodillas, entrelazadas en un gesto que delataba su confusión.

"¿Qué era lo que tenía que hacer?" se preguntaba. Sabía que había algo, pero, por más que intentaba, no podía recordar qué. Sentía cómo su memoria, que alguna vez había sido un río constante de pensamientos, se evaporaba lentamente, como si el sol inclemente de los años la hubiera ido secando sin que ella se diera cuenta. Trató de enfocarse, de buscar en algún rincón de su cerebro la respuesta que se le escapaba. ¿Qué era?

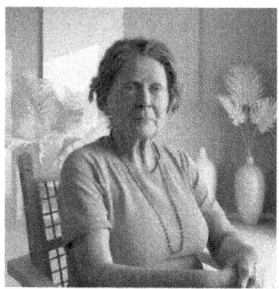

Con un esfuerzo, se levantó. Sus movimientos eran lentos, y cada paso parecía un pequeño desafío. Caminó hacia la cocina, esperando que al moverse su mente se despejara, que las respuestas aparecieran en el lugar menos pensado, como solía ocurrir cuando se distraía. Abrió una gaveta con manos temblorosas, y comenzó a buscar sin saber exactamente qué estaba buscando. Su respiración se volvió más rápida. La desesperación empezaba a colarse por las rendijas de su aparente calma. Las gavetas se llenaban de sonidos vacíos, de objetos que chocaban entre sí, pero ninguno de ellos le traía la respuesta.

"Clara, ¿qué estás haciendo?"

La voz de Leticia la sacó del trance. Su hija estaba en la puerta de la cocina, mirándola con esa mezcla de ternura y preocupación que Clara conocía tan bien. Leticia, la mayor de sus hijos, siempre había sido quien llevaba la carga de los cuidados. Aunque Clara no lo mencionaba, podía sentir el peso que eso generaba en su hija. Esa responsabilidad no pedida.

"¿Otra vez buscando las llaves?", preguntó Leticia con una sonrisa suave. "Las dejaste en la mesa hace un rato."

Clara giró la cabeza hacia la mesa, y allí estaban, las llaves, brillando bajo la luz que entraba por la ventana. Se acercó a ellas con pasos lentos, como si alargara el momento de enfrentarse a la verdad que esa escena revelaba. Había olvidado. Otra vez.

Miró a Leticia. Una sonrisa leve se asomó en su rostro, pero detrás de esa sonrisa había desconcierto, y un miedo latente que no se atrevía a confesar ni a sí misma. No recordaba haber hablado con Leticia ese día, ni haber dejado las llaves. El hecho de que Leticia pareciera tan segura de lo que había ocurrido la hacía dudar aún más de su propia realidad. ¿Qué más había olvidado? ¿Qué más se había perdido en esa neblina que invadía su mente?

Leticia, con su típico gesto de madre preocupada, se acercó y tomó las llaves. "Mamá, tienes que dejar de andar de un lado a otro buscando cosas. Tienes que descansar. Ven, siéntate conmigo un rato", dijo, guiándola hacia la sala. Clara se dejó llevar, aunque en su interior no podía evitar esa sensación de pérdida, de algo más profundo que las simples llaves.

Las conversaciones con Leticia eran como destellos. Clara podía recordar fragmentos, momentos sueltos que, como piezas de un rompecabezas, parecían encajar por instantes, pero luego se desvanecían como si nunca hubieran existido. ¿Era la primera vez que hablaban sobre esto? ¿Habían tenido esta conversación antes? Una parte de Clara sabía que sí, que no era la primera vez que olvidaba algo importante, pero otra parte, más confusa, no podía estar segura de nada.

"Hablamos de esto antes, ¿verdad?", preguntó Clara, con la voz temblorosa, esperando una respuesta que la reconfortara, pero sabiendo que no sería así.

Leticia asintió con suavidad, y en sus ojos Clara vio esa mirada de preocupación que tanto temía. Esa mirada que le recordaba que las cosas no estaban bien, que algo en su mente estaba fallando.

El reloj en la pared hizo un pequeño clic, marcando las horas que pasaban, como si cada segundo que transcurría fuera una cuenta regresiva. Clara miró el reloj, pero no podía recordar si era la mañana o la tarde. ¿Cuánto tiempo había pasado desde la última vez que había sentido claridad? ¿Había sido ayer o hacía semanas? ¿Meses, quizás? Todo estaba tan borroso.

Leticia, sentada junto a ella en el sillón, comenzó a hablar sobre su día, intentando distraerla, sacarla de ese bucle de pensamientos que amenazaba con consumirla. Clara sonrió y asintió en los momentos que le parecían apropiados, pero, en el fondo, sabía que apenas podía seguir el hilo de la conversación. Las palabras de su hija eran como ecos, resonando en su mente sin forma ni estructura, disipándose antes de que pudiera retenerlas.

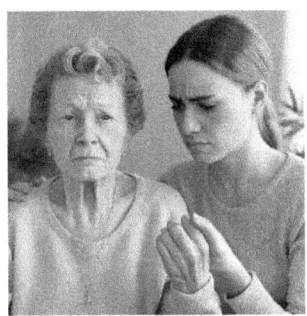

Leticia la miró, esperando una respuesta. Clara abrió la boca para hablar, pero las palabras no llegaron. No estaba segura de que debía decir. Entonces, después de un silencio que pareció alargarse más de lo habitual, dejó escapar un suspiro. "Lo siento, hija, lo siento tanto…"

Y en ese momento, Leticia tomó su mano, apretándola con fuerza. "No tienes que disculparte, mamá. Estoy aquí contigo. Siempre estaré aquí."

Pero Clara, aunque agradecida, no podía evitar sentir que, poco a poco, se estaba perdiendo. Se estaba alejando, como un barco que se desliza en la niebla, alejándose de la costa, sin saber si algún día podría encontrar el camino de vuelta.

Capítulo 2: Dentro de la Mente

La escena cambia de manera abrupta. Ya no estamos en la sala de Doña Clara, donde el tiempo parecía transcurrir en una línea imprecisa, envuelto en la bruma del olvido. Ahora, el espacio a su alrededor se transforma en un vasto paisaje interno, una representación simbólica de su mente. Nos adentramos en lo profundo de su cerebro, un lugar que no es más que un laberinto de conexiones que alguna vez fueron robustas, vibrantes y activas, pero que ahora parecen deshilacharse como un viejo tejido expuesto al viento del tiempo.

El suelo que pisamos no es sólido, sino una mezcla entre recuerdos y sensaciones que flotan en el aire como hilos dorados. Estos hilos entrelazan los momentos más importantes de su vida: la primera vez que sostuvo en brazos a su hija Leticia, el día de su boda, las risas de sus nietos corriendo por el jardín. Son hilos que antes parecían inquebrantables, trenzados con la fuerza de la vida, pero ahora comienzan a perder su brillo. A lo lejos, algunos de esos hilos se desprenden de manera casi imperceptible, como si fueran hilos de un telar viejo que ya no puede mantener su estructura.

A medida que avanzamos más dentro de la mente de Clara, los hilos dorados empiezan a escasear. Nos acercamos a una zona más sombría, donde los recuerdos ya no están completos, donde las conexiones entre neuronas se debilitan. Aquí, el Alzheimer deja su huella. Vemos cómo las neuronas, alguna vez activas y llenas de vida, ahora parecen frágiles. Algunas simplemente se apagan. Se puede sentir el vacío, un silencio abrumador que antes estaba lleno de actividad y chisporroteos eléctricos. El paisaje neuronal es desolador:

donde antes había una red densa de conexiones vibrantes, ahora sólo quedan fragmentos, trozos de lo que alguna vez fue una mente llena de recuerdos, de experiencias, de identidad.

La neblina cubre gran parte de este paisaje cerebral, borrando los caminos entre los recuerdos. Los rostros de sus seres queridos que antes estaban claros, comienzan a desvanecerse en la distancia. Doña Clara, dentro de su propio cerebro, busca desesperada por esos hilos perdidos. Quiere recordar. Sabe que hay algo importante, algo que debe conservar, pero cuanto más intenta aferrarse a esos hilos, más rápidamente parecen desintegrarse. Es un juego cruel, uno que ella no puede ganar.

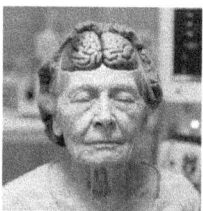

Es el Alzheimer, la enfermedad implacable que no solo roba recuerdos, sino que despoja a la persona de su propia esencia. Doña Clara no es la primera ni será la última en enfrentarse a este cruel destino, pero dentro de su mente, cada pérdida se siente como un pequeño apocalipsis personal. No es simplemente el olvido de una conversación, es la pérdida de las conexiones que alguna vez la definieron como madre, esposa, amiga.

Los Castillos de Arena de la Memoria

Mientras seguimos explorando esta representación interna de la mente de Clara, un cambio sutil pero poderoso nos lleva a una nueva comprensión: el Alzheimer no es el único enemigo. Hay otra fuerza oscura trabajando en las sombras, un enemigo silencioso que ha estado deteriorando sus conexiones mentales sin que ella siquiera lo notara. La diabetes.

La diabetes ha estado afectando su cerebro durante años, erosionando lentamente la capacidad de sus células para recibir la energía que necesitan. Las neuronas, que una vez se alimentaban de glucosa, ahora luchan por mantener el equilibrio. Las conexiones entre ellas se desmoronan como castillos de arena golpeados por las olas.

Podemos ver cómo las fibras nerviosas, que solían ser fuertes y robustas, ahora están debilitadas por la resistencia a la insulina. Las células del cerebro, acostumbradas a una vida de abundancia, están ahora en un estado de hambre. Es una batalla interna que Clara ni siquiera puede sentir, pero cuyo impacto es devastador. Cada día, su cerebro pierde la capacidad de funcionar como debería. Cada pequeño olvido, cada momento de confusión, es un recordatorio de esta batalla oculta.

En este teatro mental, las conexiones que alguna vez fueron firmes y sólidas ahora se desmoronan. Los recuerdos de las risas de sus nietos, los abrazos de su esposo fallecido, y los momentos simples de alegría cotidiana son arrastrados por esta corriente implacable. Es una lucha constante entre dos fuerzas que destruyen, cada una a su manera, lo que alguna vez fue un terreno fértil de recuerdos.

El Paisaje Desolado

Nos encontramos en un espacio que antes fue colorido y vibrante, pero que ahora está cubierto por sombras. El paisaje mental de Clara se ha convertido en una extensión desolada, donde las torres de recuerdos que alguna vez se alzaban orgullosas se están derrumbando una tras otra. A lo lejos, aún quedan algunas estructuras en pie: los recuerdos más antiguos, aquellos que han resistido el paso del tiempo. Pero incluso estos están comenzando a mostrar signos de desgaste.

Es un paisaje mental que parece un campo de batalla después de la tormenta. Fragmentos de memorias dispersos por todas partes, algunos aún brillan con un débil resplandor dorado, pero otros están rotos, irreparables. Clara intenta caminar entre ellos, como si pudiera recoger los pedazos y reconstruirlos, pero sabe que es una tarea imposible.

La Presencia Inminente del Olvido

En este vasto paisaje interior, la sensación de pérdida es constante. Doña Clara se enfrenta a su propia mente, luchando por mantener lo que aún puede recordar. Sin embargo, la presencia del olvido es inminente. Se siente como una sombra que acecha desde las esquinas más profundas de su cerebro, una fuerza imparable que lo consume todo.

El Alzheimer ha avanzado silenciosamente, y ahora su impacto es visible en cada rincón de su mente. Lo que una vez fue un lugar vibrante y lleno de vida, ahora está plagado de vacíos y oscuridad. Las luces que antes iluminaban su memoria están apagándose una por una. Incluso los recuerdos más básicos, como los nombres de sus hijos o los momentos cotidianos, se están desvaneciendo.

Pero no está sola. Junto al Alzheimer, la diabetes sigue su curso destructivo, acelerando el deterioro, haciendo que la pérdida sea aún más rápida y devastadora. Es una danza macabra, una colaboración entre dos enfermedades que han tomado control de su mente y la están desgarrando desde adentro.

Una Batalla Perdida

El recorrido por la mente de Clara es un recordatorio brutal de lo que significa perder la memoria, de lo que significa perderse a uno mismo. No es solo una cuestión de olvidar un nombre o un lugar. Es mucho más profundo. Es el desmoronamiento de todo lo que uno es, de todo lo que uno ha vivido.

Mientras observamos el desmoronamiento de sus recuerdos, no podemos evitar sentir una tristeza profunda. Clara no es solo una víctima de su propia mente; es una víctima de las fuerzas biológicas que conspiran en su contra, que erosionan su capacidad de recordar, de sentir, de ser ella misma.

En este laberinto mental, no hay salida. Las neuronas que alguna vez se entrelazaron con facilidad, creando recuerdos y emociones, ahora están muriendo, una por una. Y Clara, atrapada en este lugar oscuro, está perdiendo no solo su memoria, sino también la conexión con todo lo que alguna vez amó.

Capítulo 3: La Realidad Vacía

Clara sostiene la foto familiar con ambas manos, sus dedos recorren el marco con una suavidad casi ritual, como si el contacto físico con esa imagen pudiera devolverle lo que ha perdido. Sus yemas acarician los rostros sonrientes que aparecen frente a ella: tres generaciones, todos reunidos, congelados en un instante de felicidad eterna que ya no existe más que en esa imagen. A lo lejos, el viento entra por una ventana entreabierta, levantando las cortinas ligeramente, pero Clara no lo nota. Está absorta, atrapada en un espacio entre el presente y un pasado que parece cada vez más inalcanzable.

Sabe que las personas en la foto son su familia. Lo siente en lo profundo de su ser, en el rincón más íntimo de su corazón, un lugar que aún no ha sido completamente tocado por la niebla que envuelve su mente. No necesita recordar detalles para saber que alguna vez los amó intensamente. Pero las caras en la fotografía están comenzando a desvanecerse, no por la calidad del papel o el paso del tiempo, sino por algo mucho más doloroso: su memoria las está borrando.

Acaricia el rostro de un hombre en la foto. Es su esposo, o al menos, lo fue. Lo sabe porque una parte de su ser recuerda la calidez de su presencia, la seguridad que sentía cuando él estaba a su lado. Pero su nombre, sus conversaciones, los momentos compartidos, todo eso se ha perdido en la vasta neblina que cubre su mente. Mira su sonrisa, intenta recordar cómo sonaba su risa, pero no puede. Es como intentar atrapar humo con las manos.

El Alzheimer ha hecho su trabajo silenciosamente, robando sus recuerdos uno a uno, como un ladrón que opera en la oscuridad, quitando pequeñas piezas hasta que lo que queda es una versión fragmentada y vacía de su vida. Pero el Alzheimer no ha estado solo en esta tarea. La diabetes también ha jugado su parte, erosionando no solo su cuerpo, sino también su mente. Es como si ambas enfermedades estuvieran confabuladas, trabajando juntas para desmantelar, lentamente, la esencia de Clara.

Ella sabe que hay algo que debería recordar, algo más profundo que los nombres o las fechas. Sabe que en algún lugar de su mente hay historias, anécdotas, recuerdos preciosos de momentos felices, pero no puede alcanzarlos. Cada vez que intenta concentrarse, se siente como si estuviera en una habitación llena de humo, buscando una puerta de salida que no puede ver. La confusión es palpable. Mira la fotografía de nuevo, tratando de encontrar respuestas en esos rostros conocidos, pero solo siente una inmensa soledad.

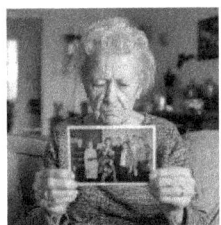

Los Fragmentos de Identidad

Clara no siempre había sido así. Hubo un tiempo en que su mente era clara, su memoria nítida y afilada como una navaja. Recordaba cada cumpleaños, cada aniversario, cada pequeña broma que compartía con su esposo. Sabía de memoria los nombres completos de sus hijos, sus fechas de nacimiento, sus comidas favoritas. Ahora, esos recuerdos, que antes estaban tan presentes y accesibles, se han transformado en sombras, ecos de lo que alguna vez fue.

Los fragmentos de su identidad, esos momentos que la definían como esposa, madre, amiga, se están desmoronando. ¿Cómo se define una persona cuando su memoria se desvanece? Para Clara, esta pregunta es una lucha constante. Mira la foto, sabe que esa imagen es una prueba tangible de que alguna vez fue amada y que alguna vez amó, pero ya no tiene acceso a las historias que la conectaban con esos rostros. Es como si estuviera mirando la vida de una extraña.

En sus manos, la fotografía parece pesar más de lo normal, no por el marco de madera o el vidrio, sino por el peso simbólico que representa. Clara lo siente en el fondo de su alma, aunque no puede expresar lo que pasa por su mente. Es una sensación de pérdida que va más allá de las palabras, un vacío que no puede llenarse, no importa cuánto intente aferrarse a los pocos recuerdos que le quedan.

El Silencio de la Mente

El silencio dentro de su mente es ensordecedor. Antes, su cabeza estaba llena de pensamientos, de risas, de conversaciones con personas que ahora solo existen en fotografías. Podía recordar los sonidos de las voces de sus hijos cuando eran pequeños, el suave ronroneo del coche de su esposo al llegar a casa después de un largo día de trabajo. Pero ahora, ese bullicio interno ha sido reemplazado por un vacío. Un vacío que consume todo a su alrededor.

Clara se esfuerza por concentrarse en la imagen, intentando que algo, cualquier cosa, surja de ese silencio. Mira los ojos de sus hijos en la foto. Intenta recordar cómo sonaba su risa. Sabe que en algún lugar de su mente está la respuesta, pero es como si estuviera atrapada detrás de un muro invisible, inalcanzable.

A veces, durante unos breves instantes, una chispa de memoria parece encenderse. Un destello fugaz de claridad, una sensación de reconocimiento. "Este es mi esposo", se dice a sí misma. "Estas son mis hijas". Pero tan rápido como aparece, esa chispa se apaga, dejando solo la oscuridad detrás.

El Alzheimer ha hecho su trabajo con paciencia, borrando poco a poco, hasta dejarla a solas con ese vacío abrumador. Y la diabetes, con sus propios efectos devastadores, ha acelerado el proceso, erosionando su capacidad para aferrarse a esos fragmentos de identidad que aún la definían. Lo que queda es una mente atrapada en una lucha constante por sobrevivir en un terreno donde todo lo conocido se desvanece.

La Chispa que Persiste

A pesar de todo, hay algo en los ojos de Clara que aún brilla, una pequeña chispa de lo que alguna vez fue. En sus momentos más lúcidos, esa chispa se convierte en una llama tenue, como un faro que intenta guiarla de vuelta a la realidad. A veces, es una sonrisa que cruza su rostro sin razón aparente, como si, durante un segundo, su mente recordara la felicidad de un tiempo pasado.

Es esa chispa la que mantiene viva una pequeña parte de Clara, esa parte de su alma que ni siquiera el Alzheimer y la diabetes pueden apagar por completo. Esa chispa es el amor que alguna vez sintió por las personas en la foto. Aunque sus nombres y sus historias se han desvanecido, el sentimiento permanece, enterrado profundamente en su ser.

Es un amor que no necesita palabras ni recuerdos detallados para existir. Es el amor de una madre por sus hijos, el amor de una esposa por su esposo, el amor de una mujer que, aunque ya no puede expresar todo lo que alguna vez fue, aún guarda en su interior esa pequeña chispa de humanidad. Esa chispa que es lo único que le queda en un mundo donde todo lo demás se ha perdido.

La Luz que Se Apaga Lentamente

Sin embargo, esa chispa, por pequeña y persistente que sea, está en peligro de extinguirse. Cada día es una nueva batalla, una lucha constante por mantener la conexión con el mundo exterior, por no dejarse arrastrar completamente por la oscuridad que la envuelve. Pero es una batalla que Clara está perdiendo, y lo sabe, aunque no pueda expresarlo en palabras.

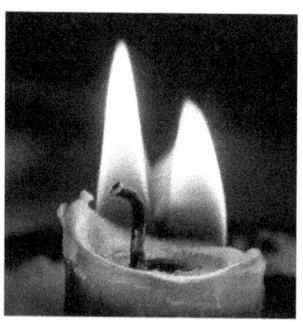

Cada vez que mira la foto, esa pequeña luz dentro de ella parece parpadear, como una vela al borde de apagarse. Los recuerdos que alguna vez la definieron como madre, como esposa, como amiga, se están desvaneciendo, dejando solo sombras detrás. Pero mientras siga sosteniendo esa fotografía, mientras sus dedos acaricien esos rostros, una parte de ella sigue luchando, sigue resistiendo, aferrándose a lo que le queda.

Clara sabe que está en una encrucijada. La realidad vacía en la que vive es un reflejo de su propia mente, un lugar donde los recuerdos han dejado de existir, donde las conexiones que alguna vez la mantuvieron unida a su familia y a su identidad se han roto. Pero mientras esa chispa siga ardiendo, aunque sea por un momento más, Clara sigue siendo Clara. Y eso, por ahora, es suficiente.

Capítulo 4: El Futuro en Nuestras Manos

Leticia se quedó mirando a su madre, Doña Clara, que estaba sentada frente a la ventana con la mirada perdida, sosteniendo la misma fotografía familiar que había acariciado tantas veces en las últimas semanas. La imagen de su madre, una mujer que siempre había sido fuerte y firme, se desmoronaba frente a ella como un castillo de arena frente al mar. Ya no era la mujer vivaz que la había criado, sino una versión quebradiza de sí misma, atrapada en una espiral silenciosa de olvido.

El Alzheimer había consumido lentamente a Clara, arrancándole sus recuerdos, su identidad y, en última instancia, la conexión con los seres queridos que alguna vez la rodearon. Leticia había sido testigo de cada paso de este doloroso proceso, desde los primeros olvidos inocentes hasta los momentos en que su madre ya no podía reconocer a sus propios hijos. Había intentado negarlo al principio, había buscado respuestas en médicos, en libros, incluso en remedios caseros que prometían frenar lo inevitable. Pero nada había funcionado. Ahora, sólo le quedaba el dolor silencioso de aceptar la realidad.

Aun así, al mirar a Clara, Leticia no solo sentía tristeza. Había algo más, una mezcla de miedo y responsabilidad que se enredaba con su dolor. Las lágrimas corrían por sus mejillas, pero su mente estaba en otro lugar, proyectada hacia el futuro, hacia lo que vendría para ella y su familia. Leticia no podía evitar pensar en su propio destino, en la posibilidad de que algún día ella también enfrentara ese mismo destino oscuro.

El Legado del Alzheimer y la Diabetes

Leticia sabía que el Alzheimer no era una batalla que se luchara sola. La relación entre el Alzheimer y la diabetes había sido el tema de incontables noches de investigación y conversaciones con los doctores. Las dos enfermedades estaban entrelazadas, como si fueran dos ramas del mismo árbol envenenado. La diabetes, que había acompañado a Clara durante años, no solo había deteriorado su cuerpo, sino que también había hecho estragos en su mente, acelerando el daño neuronal, socavando las defensas de su cerebro.

Era un legado aterrador. Leticia se había sentido atrapada entre dos luchas: la de ayudar a su madre a navegar por el laberinto del olvido y la de protegerse a sí misma de ese mismo destino. La genética no mentía. Sabía que en sus venas corría el mismo riesgo de diabetes que su madre, y con ello, una posibilidad más alta de sufrir deterioro cognitivo. Esa comprensión era, en muchos sentidos, más aterradora que la enfermedad misma. No era sólo una amenaza para ella, sino para sus hijos. Esa batalla no era solo suya, sino de su familia, de las generaciones futuras.

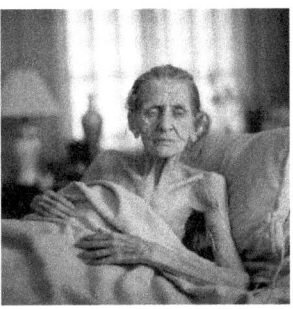

Se acercó a la cama de su madre, donde Clara seguía observando el mundo a través de la ventana. Lentamente, Leticia se sentó a su lado, tomando su mano. El tacto frío de la piel de Clara le recordó lo mucho que había cambiado. Esta mujer, que alguna vez había sido el pilar de su vida, ahora necesitaba más cuidado que nunca. Sin embargo, Clara apretó ligeramente la mano de su hija, un pequeño gesto que, aunque silencioso, le dijo a Leticia que, de alguna manera, su madre aún estaba allí.

Una Nueva Resolución

Mirar a su madre en ese estado la llenaba de una determinación férrea. Leticia sabía que no podía cambiar lo que había sucedido, no podía reescribir el pasado, ni devolverle a su madre los recuerdos que el Alzheimer había arrancado. Pero, lo que sí podía hacer era tomar control del presente y del futuro. Había una decisión que había evitado durante mucho tiempo, un cambio que ahora parecía no solo necesario, sino urgente.

Tenía que cuidar de sí misma, de su salud. Y no solo por ella, sino por sus hijos. La lucha contra el Alzheimer y la diabetes no era solo una batalla contra el olvido. Era una batalla por la vida misma, por la calidad de los años que le quedaban y por el legado que les dejaría a sus descendientes. Leticia se sentía responsable no solo de su propio bienestar, sino también del de las generaciones futuras. No quería que sus hijos la vieran un día con la misma mirada perdida que ahora la saludaba desde los ojos de su madre.

Decidió entonces, en ese momento, que haría todo lo posible por frenar el avance de estas enfermedades en su vida. Sabía que no había garantía alguna de evitar el Alzheimer, pero también sabía que la prevención era su mejor arma. Había aprendido que la diabetes no era solo una cuestión de azúcar o insulina. Era una enfermedad que afectaba cada parte del cuerpo, incluyendo el cerebro. Y si podía prevenirla, o al menos controlarla, quizás podría proteger sus neuronas, sus recuerdos y, en última instancia, su identidad.

Los Primeros Pasos hacia el Cambio

Leticia pensaba en cómo debía abordar este desafío, cómo podría hacer que los cambios en su vida fueran significativos, no solo para ella, sino también para sus hijos, que estaban comenzando a crecer y a formar sus propios hábitos. Sabía que no se trataba solo de hacer dieta o tomar más caminatas. Se trataba de un cambio completo en la forma en que vivía su vida. Sería un cambio lento, pero fundamental.

Primero, buscaría asesoría médica. Tenía que saber cuál era su nivel de riesgo, tanto para la diabetes como para el Alzheimer. Sabía que había estudios recientes que mostraban que controlar el azúcar en la sangre podría reducir el riesgo de deterioro cognitivo, y quería estar al tanto de las últimas investigaciones. Buscaría ayuda en expertos, pero también sabía que había cosas que dependían de ella misma, de su fuerza de voluntad para hacer cambios.

El ejercicio sería clave. Leticia había leído que el movimiento físico regular no solo mejoraba la salud metabólica, sino que también fortalecía el cerebro, ayudando a crear nuevas conexiones neuronales. Decidió comenzar con caminatas diarias. Era un paso pequeño, pero significativo. No era solo por su cuerpo; era por su mente, por su futuro.

Un Legado para Sus Hijos

Leticia miró hacia el pasillo, donde se oían las risas de sus hijos jugando en otra habitación. Sabía que también debía transmitirles a ellos la importancia de cuidar su salud. No quería que ellos cargaran con el mismo miedo que ella sentía, pero sí quería que comprendieran el valor de la prevención. No era solo cuestión de longevidad; se trataba de calidad de vida. Se trataba de llegar a la vejez con la mente intacta, con la capacidad de recordar los rostros y las historias que componían la vida de una persona.

Estaba decidida a cambiar la narrativa familiar. A romper el ciclo de enfermedades que había afectado a su madre y que amenazaba con tocarla a ella también. Sabía que educar a sus hijos era fundamental. Los incluiría en sus nuevas rutinas, los llevaría a paseos, les hablaría de la importancia de una alimentación saludable, pero lo haría de una manera que no los asustara, sino que los inspirara.

Leticia comprendió que la batalla no era solo contra el Alzheimer y la diabetes, sino contra los hábitos insalubres que a menudo se pasaban de generación en generación sin cuestionarlos. Era una lucha contra la complacencia, contra el descuido. Porque el futuro de su familia, el legado que dejaría a sus hijos, no se medía solo en recuerdos, sino también en el cuidado que ponían en su cuerpo y en su mente.

El Futuro en Nuestras Manos

Mientras sostenía la mano de su madre, Leticia sintió una nueva paz, una aceptación, pero también una convicción inquebrantable. El futuro estaba en sus manos. No podía predecirlo, ni controlar cada aspecto de él, pero podía influirlo. Podía proteger su salud, la de sus hijos, y enseñarles a valorar su bienestar físico y mental.

Las lágrimas que corrían por su rostro eran ahora lágrimas de resolución. Leticia sabía que la lucha contra estas enfermedades era más grande que ella, más grande que su madre, pero también sabía que podía hacer su parte. La prevención no era solo una cuestión de números o estadísticas. Era una cuestión de amor, de legado, de proteger a aquellos a quienes amaba más.

La historia de Clara, aunque trágica, no sería el final de su familia. Leticia haría lo necesario para asegurarse de que las generaciones futuras pudieran mirar hacia atrás y recordar, no solo con amor, sino también con claridad. Porque la batalla contra el olvido no es solo una lucha individual, es una lucha por la vida misma. Y Leticia estaba dispuesta a pelear con todas sus fuerzas.

Capítulo 5: El Enlace Oscuro entre el Alzheimer y la Diabetes

Leticia había pasado meses investigando, preguntando a doctores y leyendo cada artículo científico que podía encontrar. Cada palabra que leía reforzaba una verdad ineludible: el Alzheimer y la diabetes estaban más conectados de lo que ella había imaginado. Su madre, Doña Clara, había vivido con diabetes tipo 2 durante años. Un diagnóstico que en su momento parecía controlado con medicamentos y dieta, pero que ahora revelaba un lado mucho más siniestro, uno que iba más allá de los problemas de glucosa en sangre.

El Alzheimer, esa enfermedad devastadora que lentamente había arrebatado los recuerdos y la identidad de Clara, tenía sus raíces no solo en la genética o el envejecimiento, sino también en la diabetes. Para Leticia, comprender esta conexión era como descubrir que el enemigo que había destrozado la vida de su madre había estado dentro de ella mucho antes de que aparecieran los primeros síntomas del olvido.

La Resistencia a la Insulina en el Cerebro: Un Cerebro que Olvida Cómo Funcionar

Uno de los descubrimientos que más impactó a Leticia fue el concepto de la *resistencia a la insulina en el cerebro*. Sabía que en la diabetes tipo 2 el cuerpo se volvía menos sensible a la insulina, lo que causaba problemas para regular el azúcar en la sangre. Pero lo que no había comprendido hasta entonces era que el mismo proceso podía ocurrir dentro del cerebro. Las células cerebrales de las personas con Alzheimer, al igual que las del cuerpo de una persona con diabetes, se volvían incapaces de procesar adecuadamente la insulina, una hormona vital no solo para el metabolismo de la glucosa, sino también para el funcionamiento de las neuronas.

En la mente de Leticia, esto fue como encender una luz en medio de la oscuridad. La resistencia a la insulina no solo afectaba el cuerpo de su madre, sino que estaba impidiendo que su cerebro obtuviera la energía que necesitaba para funcionar. Era como si el cerebro de Clara hubiera olvidado cómo ser un cerebro, cómo encender sus circuitos y mantener vivas las conexiones que le daban coherencia a sus pensamientos. ¿Era posible que el Alzheimer, esa enfermedad que ella siempre había visto como una fuerza misteriosa y trágica, fuera en parte el resultado de algo tan concreto como un desequilibrio metabólico?

Inflamación Crónica: El Fuego Silencioso que Destroza el Cerebro

La inflamación había sido otro concepto con el que Leticia había tenido que familiarizarse. La diabetes tipo 2 genera una inflamación sistémica de bajo grado que, aunque no produce dolor, daña lentamente los tejidos del cuerpo. Lo que nunca había sospechado es que este fuego silencioso también ardía en el cerebro. Los estudios sugerían que esta inflamación crónica podía contribuir a la neurodegeneración que su madre sufría día a día.

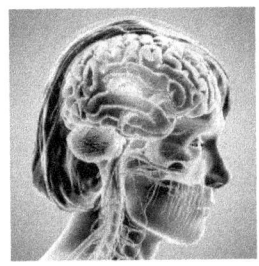

Leticia imaginaba el cerebro de su madre como un vasto campo donde pequeñas llamas se encendían en los rincones más profundos, destruyendo las delicadas conexiones entre las neuronas. Cada chispa de inflamación dañaba un poco más su capacidad de recordar, de reconocer, de pensar con claridad. Era una imagen desoladora, pero le ayudaba a entender por qué las cosas se habían deteriorado tan rápidamente.

Estrés Oxidativo: El Desgaste Implacable de las Células

El concepto de *estrés oxidativo* le resultaba más familiar a Leticia. Sabía que la diabetes estaba asociada con la producción de radicales libres, moléculas que dañan las células y aceleran el envejecimiento. Pero, al igual que con la inflamación, el daño no se limitaba al cuerpo. Este estrés oxidativo también afectaba al cerebro, acelerando el deterioro cognitivo.

Para Leticia, era como si el cerebro de su madre hubiera sido expuesto a una corrosión implacable, una especie de óxido invisible que desgastaba sus células neuronales poco a poco, dejándolas vulnerables al daño y a la muerte. El cerebro, al igual que el cuerpo, estaba envejeciendo prematuramente, desmoronándose bajo el peso del estrés oxidativo.

Problemas Vasculares: Un Corazón que No Alcanza al Cerebro

A lo largo de los años, Clara había sufrido complicaciones vasculares relacionadas con la diabetes: la circulación deficiente, las pequeñas heridas que tardaban en sanar, las quejas de piernas cansadas y adoloridas. Pero Leticia nunca había imaginado que estos mismos problemas estuvieran afectando el cerebro de su madre de manera tan devastadora.

Los vasos sanguíneos en el cerebro, al igual que en otras partes del cuerpo, se deterioraban con la diabetes. Esto reducía el flujo sanguíneo, privando a las neuronas del oxígeno y los nutrientes que necesitaban para mantenerse sanas. Leticia lo veía claro: su madre no solo estaba perdiendo su capacidad de recordar, también estaba perdiendo la vitalidad que una buena circulación le hubiera dado. Era como si una autopista vital hacia su cerebro hubiera sido cortada, dejando a las neuronas aisladas y condenadas a morir.

Las Placas Beta-Amiloides: El Enemigo Oculto

Quizá el descubrimiento más inquietante de todos para Leticia fue el de las *placas beta-amiloides*. Estas acumulaciones de proteínas, que bloquean la comunicación entre las neuronas, son una de las características más distintivas del Alzheimer. Para Leticia, siempre habían sido una especie de villano en la historia de la enfermedad de su madre, pero lo que no había entendido hasta ahora era cómo la diabetes tipo 2 podía estar relacionada con su formación.

Los estudios sugerían que la diabetes no solo dañaba el cuerpo a través de la resistencia a la insulina o la inflamación, sino que también podía acelerar la acumulación de estas placas en el cerebro. La idea de que los mismos mecanismos que habían causado las complicaciones metabólicas de su madre también podían estar detrás de la destrucción de su cerebro llenó a Leticia de una angustia silenciosa. La conexión entre el Alzheimer y la diabetes era mucho más profunda de lo que jamás había imaginado.

La Prevención: Un Futuro en Nuestras Manos

A medida que Leticia profundizaba en su investigación, se dio cuenta de que la prevención del Alzheimer y la diabetes no solo era posible, sino vital. Comprendió que cuidar de su propio cerebro y metabolismo ahora, mientras aún estaba a tiempo, era la mejor manera de proteger su futuro. Sabía que no podía cambiar el destino de su madre, pero sí podía influir en el suyo y en el de sus hijos.

La idea de que el Alzheimer pudiera ser considerado una especie de "diabetes tipo 3" le dio a Leticia una nueva perspectiva. Era como si las piezas de un rompecabezas finalmente comenzaran a encajar. Para ella, la clave estaba en la prevención, en tomar medidas para mantener sus niveles de azúcar en sangre bajo control, en reducir la inflamación y en cuidar de su salud vascular y cerebral. Leticia estaba decidida a no repetir el ciclo.

La historia de su madre no sería la suya.

Capítulo 6: Los Primeros Pasos del Olvido

Veinte años atrás, Clara era una mujer diferente. En aquellos días, era el pilar inquebrantable de su familia, una figura de fuerza y dedicación que mantenía el equilibrio entre su trabajo, su hogar y las innumerables responsabilidades que venían con ser madre, esposa y profesional. Cada día comenzaba antes del amanecer, con el sonido del despertador que parecía demasiado temprano, pero que nunca detenía su ritmo.

Clara trabajaba como gerente en una empresa de suministros, un puesto que había conseguido a base de esfuerzo y perseverancia. Era una mujer resolutiva, conocida por su capacidad de manejar múltiples tareas a la vez. Las llamadas interminables, las reuniones que parecían superponerse y las decisiones rápidas formaban parte de su vida diaria. El respeto que había ganado entre sus colegas era notable. Sabían que podían contar con Clara para resolver problemas que parecían no tener solución.

En casa, la historia no era diferente. Al llegar del trabajo, Clara se transformaba en madre y esposa, sin detenerse ni un momento. Preparaba la cena para su familia, ayudaba a sus hijos con las tareas y se aseguraba de que todo en el hogar funcionara como debía. Sus días parecían interminables, pero lo hacía con una sonrisa. El cansancio no era algo que la detuviera. Había demasiado en juego, y su familia dependía de ella.

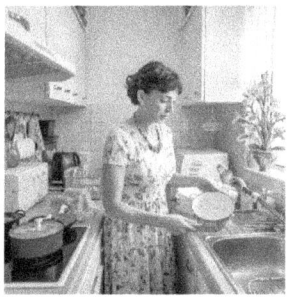

El Diagnóstico: Una Advertencia Silenciada

Un día, durante una visita rutinaria al médico, Clara recibió una noticia que cambiaría su vida para siempre, aunque en ese momento no lo supiera. "Tienes diabetes tipo 2", le dijo el doctor con un tono de preocupación. Clara, aún con el teléfono vibrando en su bolso por los mensajes del trabajo, escuchó las palabras, pero no las asimiló del todo.

"Diabetes", pensó. No era algo que sonara tan serio en ese momento. Era consciente de que otras personas vivían con la enfermedad y, en su mente ocupada, la diabetes se reducía a un problema más que podría resolver más adelante. El médico le recomendó cambios inmediatos en su estilo de vida: una dieta saludable, ejercicio regular y un control estricto de sus niveles de glucosa. Clara asintió, tomó los folletos que le ofrecieron, y salió del consultorio.

Pero en cuanto cruzó la puerta, su mente volvió a la avalancha de tareas pendientes. Tenía una reunión esa tarde, y aún no había preparado los informes. Su hija, Leticia, necesitaba materiales para un proyecto escolar, y su esposo tenía un viaje de trabajo para el cual necesitaba su ayuda organizando los detalles.

"Voy a ocuparme de esto más tarde", se dijo. "Cuando tenga tiempo".

La Carrera Contra el Tiempo

El tiempo. Eso era lo que siempre le faltaba. La vida de Clara era una carrera continua contra el reloj. En esos años, parecía que no había espacio para nada más que trabajo, familia y resolver los problemas del día a día. Cada minuto estaba cronometrado, y cada hora estaba asignada a una tarea. La diabetes, aunque sonaba seria, no era algo que la detuviera. No era una urgencia inmediata.

"Haré cambios cuando las cosas se calmen", se prometía a sí misma. Pero ese día nunca llegaba. Siempre había algo más urgente, siempre había una reunión más importante o un problema que no podía esperar. A menudo, se saltaba comidas o comía lo primero que encontraba en su escritorio: galletas, papas fritas, cualquier cosa que pudiera llenarla rápido y seguir adelante. El ejercicio, en su vida, era algo que simplemente no cabía en su agenda. No tenía tiempo para caminar o ir al gimnasio, y mucho menos para cocinar comidas saludables todos los días.

En los primeros meses después del diagnóstico, Clara intentó seguir algunas de las recomendaciones del médico. Compró vegetales frescos y una bicicleta estática que, después de algunas semanas, comenzó a acumular polvo en un rincón de la casa. "No es el momento", se decía, "cuando las cosas se calmen, me ocuparé de mi salud". Pero las cosas nunca se calmaban.

Los Primeros Síntomas: Un Aviso Ignorado

Con el tiempo, Clara comenzó a notar pequeños cambios en su cuerpo, pero los atribuyó al estrés y al cansancio. Se sentía más fatigada de lo normal, pero ¿quién no se sentiría así con tantas cosas en la cabeza? A veces, se mareaba o notaba que su vista estaba un poco borrosa. "Es por las horas frente a la computadora", se decía, convenciéndose de que no había nada de qué preocuparse.

El aumento de peso fue otro síntoma que no pudo ignorar del todo, pero lo justificó como una consecuencia de la edad. "Es normal", pensaba, "después de los 40 el metabolismo cambia". Aunque sabía, en el fondo, que su dieta y la falta de ejercicio estaban contribuyendo, simplemente no había tiempo para hacer algo al respecto.

A medida que la diabetes avanzaba en silencio, Clara comenzó a experimentar más problemas con la memoria, pequeños lapsos que al principio le parecieron triviales. Olvidaba nombres en las reuniones, detalles de conversaciones importantes, y a veces incluso las tareas que ella misma había asignado a su equipo de trabajo. Se decía que era el cansancio, el estrés de querer hacerlo todo. Después de todo, seguía siendo eficiente en su trabajo, aunque le costaba más esfuerzo.

El médico seguía advirtiéndole en cada visita: "Clara, necesitas tomar en serio esta enfermedad". Pero ella seguía aplazando las recomendaciones. A veces tomaba las pastillas prescritas, pero otras veces las olvidaba o las postergaba. "Tengo tantas cosas en la cabeza", pensaba. Su familia también le recordaba la importancia de cuidarse, pero ella siempre respondía con la misma frase: "Estoy bien, todo está bajo control".

El Costo del Descuidado Autocuidado

Lo que Clara no veía, lo que no podía o no quería admitir, era que la diabetes no espera. Es una enfermedad silenciosa, que ataca desde dentro, sin hacer ruido, hasta que el daño es irreversible. Y mientras Clara seguía posponiendo su autocuidado, la enfermedad avanzaba.

Los años pasaron, y Clara seguía sumergida en su vida frenética, cada vez más atrapada en el ciclo interminable de obligaciones. No notaba que sus olvidos eran más frecuentes ni que su energía estaba disminuyendo. Su cuerpo intentaba enviarle señales, pero ella no tenía tiempo para escucharlas. Cada año que pasaba sin prestarle atención a su salud, sin ajustar su dieta o incorporar el ejercicio, estaba pavimentando el camino hacia el deterioro.

Era irónico, pensaba Leticia años más tarde, ver cómo una mujer tan fuerte y capaz había caído víctima de una enfermedad que, con un poco de atención, podría haber sido manejada. Clara había dedicado su vida a cuidar de su familia y a su trabajo, pero nunca había reservado tiempo para cuidarse a sí misma.

El Inicio del Deterioro

El deterioro de Clara no fue repentino. Fue un proceso gradual, que comenzó con pequeños síntomas que parecían insignificantes, pero que, al ignorarlos, crecieron hasta volverse incontrolables. Los problemas de memoria se convirtieron en confusión. Los lapsos momentáneos en momentos de desconexión total. Cuando Clara finalmente empezó a notar que algo más profundo estaba mal, ya era demasiado tarde.

La diabetes, ese enemigo silencioso, había allanado el camino para algo mucho más devastador: el Alzheimer. Su cuerpo, debilitado por años de mala gestión de su salud, ya no podía defenderse. Las conexiones en su cerebro que alguna vez la definieron como una mujer capaz y fuerte, comenzaron a desmoronarse, al igual que lo había hecho su capacidad para mantener su azúcar bajo control.

Ahora, dos décadas después, Clara apenas podía recordar quién era. Pero Leticia sí recordaba. Ella recordaba a la madre incansable, a la mujer fuerte que había sacrificado tanto por su familia. Y ahora, viendo lo que había ocurrido, Leticia se prometió a sí misma no repetir los mismos errores.

Capítulo 7: El Costo de Cuidar

Leticia estaba exhausta. Lo sentía en los huesos, en la pesadez de sus párpados y en el ritmo lento de sus pensamientos. El día comenzaba igual que siempre, con el sonido del despertador que le recordaba que había una lista interminable de tareas por hacer. Pero esta lista no estaba llena de responsabilidades de trabajo o proyectos personales. Era una lista dedicada a Clara, su madre, que ahora dependía de ella para casi todo.

Desde que el Alzheimer había avanzado, la vida de Leticia se había transformado por completo. Sus días estaban organizados en torno a los cuidados de su madre, y eso había empezado a consumir cada parte de su ser. Al principio, fue algo que aceptó con naturalidad. Después de todo, era su madre. ¿Quién mejor que ella para cuidarla en estos momentos? Pero con el tiempo, esa aceptación se había convertido en una carga silenciosa que la estaba desgastando, lenta pero inexorablemente.

La rutina diaria era predecible, pero agotadora. Cada mañana, Leticia se aseguraba de que su madre se levantara, tomara sus medicinas y comiera algo nutritivo, aunque Clara a menudo se negaba o no podía entender lo que debía hacer. Había días en los que su madre se mostraba irritable, y otros en los que simplemente se quedaba en silencio, con la mirada perdida. Leticia trataba de llenar esos silencios, buscando algo, cualquier cosa, para hacer que su madre volviera, aunque fuera por un breve instante.

El Aislamiento Involuntario

Lo que Leticia no había previsto era cómo ese rol de cuidadora la estaba aislando de su propia vida. Sus amigos habían dejado de llamarla con la misma frecuencia. Al principio, ella rechazaba las invitaciones a salir, explicando que tenía demasiadas responsabilidades en casa. "Quizás otro día", solía decir, pero ese "otro día" nunca llegaba. Eventualmente, las invitaciones dejaron de llegar. Ahora, su teléfono apenas sonaba, y cuando lo hacía, eran recordatorios de citas médicas o llamadas de la farmacia.

Su esposo, Miguel, intentaba ser comprensivo, pero Leticia podía ver que él también estaba cansado. Sus conversaciones se habían vuelto breves, casi transaccionales, limitadas a discutir quién recogería a los niños o qué comprar en el supermercado. Habían dejado de hablar sobre sus sueños, sus preocupaciones o simplemente de cómo había sido su día. La chispa que alguna vez los conectaba se estaba desvaneciendo, y Leticia no sabía cómo reavivarla. La casa se sentía más pequeña, como si cada rincón estuviera impregnado del peso del cuidado constante.

Lo más doloroso, sin embargo, era el tiempo que pasaba con sus hijos. Leticia había sido una madre activa, involucrada en todas las actividades de sus pequeños. Pero ahora, su energía estaba consumida. Las noches en las que solían leer juntos se habían convertido en noches en las que Leticia, agotada, se quedaba dormida en el sofá. Su hijo mayor, Lucas, había dejado de pedirle que lo ayudara con la tarea, sabiendo que su mente estaba en otro lugar. Y lo peor de todo era la culpa que sentía por no poder estar allí para ellos, sabiendo que ellos también la necesitaban.

La Carga Invisible del Cuidado

Lo que pocos veían, lo que casi nadie entendía, era la carga emocional que venía con cuidar a alguien que ya no era la persona que conocías. Leticia amaba a su madre, siempre lo había hecho. Pero ahora, Clara ya no era la mujer fuerte y decidida que la había criado. Ahora era alguien diferente, alguien que necesitaba atención constante y que, en sus momentos más difíciles, ni siquiera reconocía a su propia hija.

Había días en los que Leticia se sentía abrumada por una tristeza que no podía expresar. Una parte de ella sabía que estaba perdiendo a su madre, pero otra parte se resistía a aceptar esa realidad. El Alzheimer no solo le había robado los recuerdos a Clara, también le había robado a Leticia la relación que una vez compartieron. Cada vez que Clara miraba a Leticia con esos ojos vacíos, preguntándole si ella era la enfermera, Leticia sentía cómo una parte de sí misma se rompía.

Había intentado ser fuerte. Había tratado de no mostrar sus emociones frente a su madre, pero con el tiempo, esas emociones habían comenzado a acumularse como un peso en su pecho. Leticia había dejado de lado su propia vida, sus propios sueños, para cuidar de su madre, y aunque nunca se arrepentía de esa decisión, no podía evitar sentirse atrapada.

El Síndrome del Cuidador: Un Desgaste Silencioso

Había oído hablar del *síndrome del cuidador*, pero nunca pensó que le sucedería a ella. Al principio, no se dio cuenta de los síntomas. Los dolores de cabeza persistentes, el insomnio que la mantenía despierta en la madrugada, los momentos en los que se sentía al borde del llanto sin razón aparente. Todo parecía ser una consecuencia del cansancio normal, pero luego comenzaron a aparecer otros signos.

Leticia empezó a sentirse frustrada con facilidad. Pequeñas cosas, como cuando Clara no quería comer o cuando no recordaba quién era Leticia, comenzaban a hacerla perder la paciencia. Se sentía culpable por sentirse así. "No es culpa de ella", se repetía a sí misma, pero eso no hacía desaparecer la frustración. También comenzó a experimentar una sensación de desesperanza. Había momentos en los que se preguntaba si las cosas alguna vez mejorarían, si habría un final para este ciclo interminable de cuidado.

Fue durante una de las pocas veces que se permitió llorar en soledad cuando Leticia se dio cuenta de que algo tenía que cambiar. No podía seguir así. No solo estaba perdiendo a su madre, sino que estaba perdiéndose a sí misma. No podía seguir ignorando su propio bienestar. Sabía que, si continuaba así, eventualmente no tendría la energía para cuidar de nadie, ni de su madre, ni de su familia, ni de sí misma.

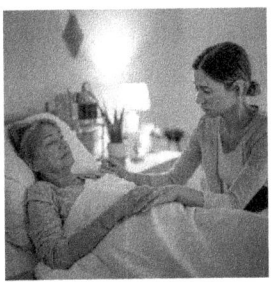

La Necesidad del Apoyo

Un día, durante una conversación con una amiga que había pasado por una experiencia similar, Leticia se dio cuenta de algo fundamental: no tenía que hacerlo todo sola. Había personas, redes de apoyo y profesionales que podían ayudarla a sobrellevar la carga. "No es debilidad pedir ayuda", le dijo su amiga, "es lo que te permitirá seguir adelante".

Leticia decidió buscar ayuda. Contactó con un grupo de apoyo para cuidadores, donde otras personas compartían sus experiencias y desafíos. No era fácil abrirse, pero escuchar las historias de otros la hizo sentir menos sola. Había algo reconfortante en saber que no era la única que se sentía de esa manera, que su agotamiento y frustración eran válidos.

También decidió buscar ayuda profesional para el cuidado de su madre. No podía hacerlo todo, y eso estaba bien. Encontró un cuidador que la apoyaba durante el día, lo que le permitió recuperar un poco de su tiempo, de su energía. Poco a poco, Leticia empezó a sentir que podía respirar nuevamente.

El Autocuidado: Un Acto de Amor Propio

A medida que dejaba de cargar todo el peso del cuidado sola, Leticia comenzó a recordar algo que había olvidado: su propio autocuidado. Empezó a hacer pequeños cambios, como salir a caminar por las mañanas, tomarse unos minutos para meditar y reconectar con sus propios pensamientos. También comenzó a pasar más tiempo con sus hijos, recuperando esos momentos perdidos que tanto extrañaba.

Entendió que cuidar de su madre no significaba abandonar su propia vida. De hecho, cuidar de sí misma era una forma de honrar a Clara, de asegurar que tuviera la energía y el amor para darle lo mejor de sí misma. Leticia aprendió que, para poder cuidar de los demás, primero tenía que cuidar de sí misma.

Y así, mientras el Alzheimer seguía su curso en la vida de su madre, Leticia encontró una nueva forma de vivir con la enfermedad. Ya no estaba sola en la batalla, y eso le dio la fuerza para seguir adelante, no solo por Clara, sino también por ella misma.

Capítulo 8: Conversaciones con el Pasado

Leticia se encontraba en la penumbra de su habitación, sentada en el borde de la cama con las manos entrelazadas, los codos apoyados en las rodillas. La casa estaba en silencio, algo poco común en los últimos tiempos, pero el cansancio la había alcanzado, y había logrado que su madre, Clara, durmiera profundamente después de una larga jornada llena de repeticiones y olvidos.

Aquella noche, sin embargo, Leticia no podía dormir. El peso de los últimos años parecía presionarle el pecho, un peso que no solo venía del presente, sino también del pasado. Cerró los ojos, buscando un momento de paz, pero en lugar de eso, una serie de pensamientos comenzó a invadir su mente, llevándola a lugares que no había visitado en mucho tiempo.

¿Qué hubiera pasado si todo hubiera sido diferente? ¿Si hubiera sabido lo que el futuro les deparaba? ¿Si hubiera hecho algo antes? Era una conversación que había tenido en silencio con ella misma, muchas veces, pero esta vez era distinta. Esta vez, era como si su yo del pasado estuviera justo delante de ella, esperando una respuesta. Y en ese momento, Leticia decidió enfrentar esa conversación, una que había evitado por tanto tiempo.

"Si Hubiera Sabido…"

"Si hubiera sabido lo que sé ahora", murmuró Leticia en voz baja, como si hablara con una versión más joven de sí misma. Imaginaba estar sentada frente a esa mujer de hace veinte años, la Leticia que aún veía a su madre como una fuerza inquebrantable, una mujer capaz de enfrentarse al mundo y ganarle. Esa Leticia aún no había entendido que el tiempo y la enfermedad podían transformar a las personas, y mucho menos que su madre llegaría a depender de ella de una manera tan dolorosa.

"Si hubiera sabido lo que vendría", continuó Leticia, "habría hecho todo lo posible por cuidarte mejor, mamá". Sus palabras eran un susurro, como si hablara al viento. Pero en su mente, se dirigía tanto a su madre como a esa versión más joven de sí misma, la que aún tenía la oportunidad de cambiar las cosas.

"Hubiera insistido en que te tomaras más en serio la diabetes. No te habría dejado ignorar las advertencias del médico. Yo misma habría aprendido más sobre la enfermedad, habría investigado, te habría acompañado a cada cita médica. Porque ahora sé lo que no sabía entonces: que la diabetes no era solo un problema de azúcar en la sangre. Era algo mucho más grande, algo que estaba esperando para destrozarnos."

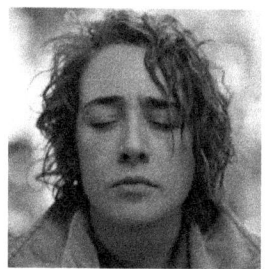

Leticia cerró los ojos con fuerza, intentando contener las lágrimas que comenzaban a formarse. "Hubiera hecho más. Te habría convencido de que no podías seguir adelante como si nada. Habría cocinado más saludable, hubiera caminado contigo todos los días, te habría empujado a moverte, a cuidarte. Habría insistido, mamá. Habría sido más firme, más atenta…"

"Perdón por No Haber Hecho Más"

Las lágrimas finalmente se desbordaron y corrieron por sus mejillas, calientes y amargas. "Perdón por no haber hecho más cuando todavía podía. Por no haberte dado la importancia que merecías cuando el Alzheimer y la diabetes aún podían ser frenados. Por no haberte cuidado como tú me cuidaste a mí. Perdón por no haber entendido que esta enfermedad te estaba quitando más de lo que yo podía ver."

El dolor que había estado reprimiendo durante tanto tiempo finalmente salió a la superficie. Sentía el peso del arrepentimiento, de las oportunidades perdidas, de los días en los que ella también había estado ocupada con su propia vida, sus propios problemas, sin darse cuenta de que su madre estaba luchando una batalla silenciosa contra una enfermedad que las acabaría consumiendo a ambas.

"Si pudiera volver atrás, mamá, te habría hecho entender que no estabas sola, que yo estaba ahí para ayudarte, pero que necesitabas ayudarme a ayudarte. Hubiera hablado más contigo sobre la importancia de tu salud, hubiera hecho lo que fuera necesario para que tomaras en serio cada advertencia, cada síntoma."

Leticia respiró hondo, y en ese silencio oscuro de la noche, sintió como si estuviera conectando no solo con su madre, sino también con todas las decisiones que había tomado a lo largo de los años. Pero había algo más que surgía de ese dolor: una especie de claridad, de entendimiento.

"No Es Solo una Advertencia, Es un Llamado"

Al abrir los ojos, Leticia sintió que ya no estaba hablando solo con su pasado. Se dio cuenta de que este diálogo no era únicamente para ella, ni solo para su madre. Era un mensaje que, de alguna manera, necesitaba compartir. Era un consejo que, en su propia experiencia, se había convertido en una verdad ineludible.

"Si estás leyendo esto", susurró Leticia, imaginando que sus palabras pudieran llegar a alguien más, "si alguna vez te encuentras en la misma situación que yo estuve, cuida de los que amas antes de que sea demasiado tarde. No ignores las señales de advertencia. No esperes que el tiempo lo cure todo. El tiempo, por sí solo, no es suficiente. Aprende sobre la enfermedad. Habla sobre ella. No tengas miedo de insistir, incluso si eso significa ser incómoda o parecer insistente. Porque créeme, una conversación difícil hoy puede salvarles mucho mañana."

Las lágrimas se detuvieron, pero Leticia seguía sintiendo la tristeza profunda que venía con la comprensión tardía. Sin embargo, esa tristeza también se transformaba en un consejo honesto, en una advertencia que ella misma desearía haber recibido años atrás.

"Habla con tu familia. Aprende a escuchar los silencios. No dejes que la rutina te aleje de lo que realmente importa. Porque una enfermedad como el Alzheimer, como la diabetes, no muestra su verdadero rostro hasta que es demasiado tarde. Pero si actúas ahora, si haces el esfuerzo de prevenir lo prevenible, de cuidar lo que todavía está en tus manos… entonces tal vez puedas evitar el dolor que yo ahora cargo."

Un Futuro Diferente

Leticia se quedó en silencio durante varios minutos, su mente finalmente calmándose. Se dio cuenta de que, aunque no podía cambiar el pasado, aún podía influir en el futuro. Todavía podía cuidar de su salud, de su familia, y de las personas que aún tenían tiempo de aprender de su experiencia.

"No es demasiado tarde para los demás", pensó, sintiendo una ligera esperanza emerger de su tristeza. "Yo no puedo cambiar lo que pasó con mi madre, pero si mis palabras llegan a alguien que aún está a tiempo, entonces quizás esta historia no sea solo una de dolor, sino también una de prevención, de cambio."

Leticia entendió que esta conversación interna, este duelo con el pasado, había sido necesario. No para revivir la culpa, sino para liberarse de ella. Su madre ya no podía volver a ser la mujer que fue, pero tal vez otras personas aún podían evitar el mismo destino.

Y con esa comprensión, Leticia se permitió, por primera vez en mucho tiempo, descansar. Había hecho lo que podía, y ahora, su misión era transmitir el mensaje que su experiencia le había enseñado. Porque, al final, prevenir el daño futuro era el mayor acto de amor que podía ofrecer, no solo a su madre, sino a quienes aún tenían tiempo.

www.ingramcontent.com/pod-product-compliance
Lightning Source LLC
Chambersburg PA
CBHW070948220526
45471CB00007B/2941